[RE]NÉ SCHWAEBLÉ

Voulez-vous demeurer Belles et Jeunes ?

L'Art de plaire.

Hygiène. Recettes de Beauté et de Jeunesse.

La Grossesse et la Maternité.

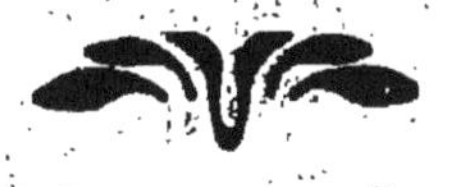

PARIS
H. BILLY, Éditeur
8, RUE DES CARMES, 8

1922

RENÉ SCHWAEBLÉ

Voulez-vous demeurer Belles et Jeunes ?

L'Art de plaire.

Hygiène. Recettes de Beauté et de Jeunesse.

La Grossesse et la Maternité.

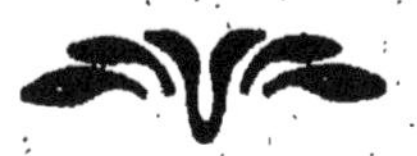

PARIS
H. BILLY, Éditeur
8, RUE DES CARMES, 8
1922

Voulez-vous demeurer Belles et Jeunes ?

I

AYEZ L'ESPRIT CALME

Je vais commencer en vous prêchant la vertu. Oh ! une vertu un peu intéressée, une vertu qui a un but, celui de vous donner le *calme* sans lequel vous ne pouvez être belles. Si vous n'avez pas l'esprit calme, vos lèvres se pinceront, vos yeux jetteront des éclairs, votre front se barrera d'un large pli, votre visage se sillonnera de rides, vous répondrez peu poliment aux gens qui feront assaut de politesse, de grâce, de générosité pour vous plaire, vous serez nerveuses, vous casserez votre éventail, vous briserez votre ombrelle, vous déchirerez vos dentelles.

Soyez optimistes, c'est la principale condition. Trouvez la vie belle et les gens pas trop méchants. Pardonnez-leur, et jugez, même, assez naturels leurs calomnies et leurs potins. Au reste, ne vous occupez pas d'eux, et ils ne s'occuperont pas de vous. Considérez la vie comme une pièce de théâtre, plus ou moins comique, plus ou moins dramatique, plus ou moins spirituelle, n'y attachez pas plus d'importance que vous n'en attachez aux scènes que vous voyez défiler sur les planches. Considérez les hommes et les femmes qui s'agitent devant vous comme des acteurs, et oubliez que vous-mêmes êtes des acteurs pour eux.

En étant optimistes vous ne vous ferez pas de bile, votre digestion sera bonne, votre teint ne jaunira pas, il conservera ce ton de rose et lis si cher aux poètes. Vous sourirez toujours. Or, le sourire c'est la jeunesse. C'est, par-dessus le marché, une arme excellente devant laquelle les plus grognons s'inclinent, c'est l'arme qui permet aux femmes d'obtenir tout ce qu'elles désirent. Il s'agit donc de vous composer une petite philosophie aimable qui, sans tomber dans l'optimisme de Candide, le héros du conte de Voltaire, lequel trouve tout bien, même les plus épouvantables catastrophes qui lui arrivent, vous fasse accepter gaiement les petits ennuis, les petites contrariétés. Il faut se conduire avec tout le monde comme l'on se conduit avec ses enfants, il faut user de la même patience et de la même indulgence.

Fuyez les querelles, les disputes. Le jour où quelqu'un commence à vous déplaire, abandonnez-le, doucement, sans rien casser, sans laisser voir votre pensée. Je ne trouve personne de plus idiote que celle qui dit : « Moi, j'ai l'habitude de dire aux gens ce que je pense d'eux. » Ce n'est point de la franchise, c'est simplement de la grossièreté ! Et une grossièreté, bien entendu, dont on est la première victime. Dire aux gens ce que l'on pense d'eux, c'est vouloir faire le vide autour de soi ou s'entourer d'ennemis, n'arriver à rien qu'à s'aigrir chaque jour davantage, s'enlizer dans la misère, vivre dans un perpétuel état de colère, voire de jalousie, devenir bilieux, c'est-à-dire *laid*.

Vous avez mis une robe claire et des souliers blancs, vous allez sortir... Patatras ! la pluie, une pluie torrentielle ! et vous vous mettez en colère, vous attrapez votre femme de chambre ! A quoi cela sert-il ? Ça ne fait pas cesser la pluie. Rappelez-vous le mot d'Anatole France : *Il faut souffrir ce qu'on ne peut empêcher.* Nous ne vous demandons pas de suivre par mortification un régime de privations, nous vous demandons seulement de ne pas vous révolter contre l'inévitable. Nous ne vous demandons pas, non plus, d'exagérer, et de déclarer, lorsque la pluie vous surprend : « Quel temps délicieux ! J'adore la pluie ! »

Il y a encore une façon d'arriver à obtenir le *calme de l'esprit*, qui consiste à s'environner d'objets... calmes. Mais oui ! sur vos murs, pas de tableaux représentant des tempêtes ou des batailles ; comme descente de lit, pas de peau de lion, de tigre ou autres animaux féroces ; prenez de la chèvre, ce sera moins riche, mais ce sera plus sain pour votre esprit. Si vous avez des domestiques, ne les habillez pas de noir : des gens noirs qui circulent sans cesse autour de vous finissent par vous donner des idées noires. Si vous écrivez beaucoup, servez-vous d'encre bleue : elle vous fera voir tout en bleu, et malgré vous, vous rendra meilleures, bonnes, car l'on n'écrit pas des choses méchantes avec de l'encre bleue.

Surveillez, aussi, vos lectures : ne gémissez pas avec l'*Imitation de Jésus-Christ* et Schopenhauer sur cette vallée de misère qu'est la vie, plongez-vous dans l'aimable scepticisme d'Anatole France, ou, plus simplement, dans le facile comique de Paul de Kock.

J'irai plus loin : si vous voulez avoir l'esprit *calme* méfiez-vous des odeurs : les parfums violents rendent triste et méchant. N'usez que de parfums modestes, comme la violette ou le jasmin. Fuyez le musc. Aussi bien, quand une femme s'inonde de parfums violents on est toujours tenté de penser : « Faut-il qu'elle sente mauvais naturellement ! » Si vous êtes musiciennes, laissez *Wagner* et *la Marche funèbre de Chopin* tranquilles, jouez, sans vous lasser, de l'Offenbach.

Que les papiers de votre appartement, les tentures, les étoffes des meubles soient clairs, gais, qu'ils réjouissent les yeux. Bien en vue, posez des gentilles statuettes, des amours, des danseuses. Et des fleurs ! des fleurs partout ! des fleurs gaies, bien entendu ! pas d'anémones, ni de chrysanthèmes, ni de pensées... Il n'y en aura jamais trop. Que votre intérieur soit un jardin, que le printemps y règne toute l'année. Et puis, une volière, une très grande volière dans laquelle s'ébattront des oiseaux aux couleurs chatoyantes, et dans laquelle ils gazouilleront comme en plein champ.

Pour avoir l'esprit *calme*, lisez et relisez notre brochure sur la *Volonté :* apprenez à avoir de la *volonté. Vouloir* être calme, c'est l'être. La personne qui a de la *volonté* respire la tranquillité, la quiétude, elle attire, elle donne confiance. Et la sérénité des traits c'est la beauté. Dominez donc vos passions et vos instincts. S'affoler ne sert qu'à commettre des bêtises.

Ne dites du mal de personne (ou dites-en le moins possible). Il y a un phénomène bien connu en magie qui s'appelle le « choc en retour », en vertu duquel quelqu'un qui veut tuer un ennemi doit le frapper mortellement du premier coup, sous peine de voir l'envoûtement revenir à son point de départ, et atteindre l'envoyeur. Eh bien ! en disant du mal des gens on s'en fait de terribles ennemis, et l'on redoute constamment leur vengeance, l'on n'est jamais tranquille, l'on se méfie toujours, et l'on porte sur le visage des traces de cette inquiétude. Le grand charme, la vraie beauté de l'enfance et de l'adolescence, c'est l'absence de soucis sérieux, le reflet d'une conscience point troublée.

Ai-je besoin d'ajouter que, pour posséder le *calme de l'esprit*, vous devez suivre un régime physique en conséquence, vous abstenir d'excitants, d'échauffants, etc. ?... Pas d'alcool, peu de vin. N'abusez pas du thé. Et, surtout, mesdames, n'usez pas de tabac ! Oh ! je sais tout l'avantage esthétique qu'une femme peut tirer du geste gracieux consistant à courber le bras pour porter la cigarette aux lèvres ! Mais croyez-moi : si le tabac n'est pas un excitant physique, c'est un déprimant moral en ce sens que ses spirales de fumée bleuâtre qui s'envolent languissamment vers le plafond portent à la rêverie, c'est-à-dire à des idées tristes, au moins mélancoliques. La rêverie, c'est beaucoup plus le regret du passé que la joie de l'avenir, c'est l'évocation des êtres chers, des heures qui ont été heureuses. Or, si vous voulez demeurer jeunes, vivez du présent, vivez de l'avenir, ne vivez pas du passé ; seuls les vieillards vivent du passé.

Appliquez-vous à avoir la démarche calme : ne courez pas, ne sautillez pas, ne vous arrêtez pas non plus. Filez toujours à la même vitesse, votre petit bonhomme de chemin.

Souriez à la vie, et elle vous sourira.

II

IL N'Y A PAS DE FEMMES LAIDES

Il n'y a pas de femmes laides.

Il n'y a que des femmes sottes ou méchantes. Et, dame... il y en a... quelques-unes...

Au reste, une femme classiquement belle est... laide. Voyons, trouvez-vous jolie la tête de la Vénus de Milo ? Elle est froide, elle glace ceux qui la regardent. Ne préférez-vous pas le minois de la Parisienne ? Rien ne rend plus jolie une femme qu'un petit défaut, une minuscule tache, un grain de beauté, un nez drôlement retroussé, une fossette réjouissante. J'ajouterai qu'une femme classiquement belle est généralement bête, qu'elle pue l'orgueil, la vanité, qu'elle rappelle le paon ; elle passe comme une impératrice qui regarde dédaigneusement ses sujets, elle fait fuir tout le monde, loin de l'attirer. La beauté d'une femme — nous l'avons dit — réside dans son sourire, or, la femme classiquement belle ne sourit pas, par peur de s'agrandir la bouche.

Alors, me répondrez-vous, selon vous, ce sont les femmes laides qui sont belles, et les femmes belles qui sont laides ? Attendez ! Les femmes laides sont belles quand elles sont bonnes ! et quand leur sourire rayonne la loyauté, la sincérité, le calme.

Les femmes reçoivent, en naissant, du ciel (ou de l'enfer !) la grâce, la coquetterie ; elles savent être charmantes avec un rien, faire d'une fleur ou d'un nœud de ruban, un bijou. On dit, avec raison, qu'elles ont des doigts de fées : en un tournemain elles font de leur chevelure un léger édifice de boucles et de coquilles. Elles savent se voiler de dentelles comme d'un nuage. Et puis, ne se parent-elles pas de tout ce qu'il y a de joli sur la terre, des pierres précieuses qui jettent mille feux étincelants, des plumes des oiseaux aux couleurs chatoyantes, des fourrures si douces, des fleurs, des papillons, des soies ? Comment voulez-vous qu'avec ces dons et ces artifices il y ait une femme laide ? Ne dites pas qu'il faut de l'argent : la cocarde de Mimi Pinson ne coûte pas cher, et elle est délicieuse.

Et que serait, au sens où on l'entend, une femme vraiment laide ? Ce serait une femme qui n'aurait que de rares cheveux, des yeux petits et sans expression, un nez en pied-de-marmite, une bouche démesurée et sans dents, une femme qui n'aurait pas de lignes, qui serait une perche ou un hippopotame ! Mais, la femme « complètement » laide n'existe heureusement pas. S'il en existait une, on la montrerait dans les foires, comme un phénomène. Une femme peut n'avoir pas des lèvres bien dessinées, mais elle a de grands et profonds yeux, ou une chevelure luxuriante, ou des hanches d'amphore. Et soyez persuadés qu'elle saura faire oublier sa bouche, et ne faire penser qu'à ses yeux, ou à sa chevelure, ou à ses hanches. Si cela n'était, Dieu aurait donné à la femme, contre la force physique de l'homme, une autre arme que la beauté. Mais non, Dieu a distribué la beauté à toutes les femmes, comme il a distribué la force à tous les hommes — plus ou moins généreusement, voilà tout. Il a donné à l'une de jolis pieds, petits, bien cambrés, à l'autre des mains mignonnes, blanches, aux doigts minces, terminés par des coquillages rosés en ovale, à celle-ci des cheveux soyeux et bouclés, à celle-là une nuque élancée, à chacune il a donné sa part de beauté.

Il a donné, surtout, aux femmes, le don de plaire et d'être aimées, c'est-à-dire ce don qui leur permet d'aveugler les hommes les plus rusés, les plus clairvoyants, qui fait que l'amoureux trouve blanche comme l'ivoire la main rouge de la bien-aimée, et rondes comme la lune ses épaules en portemanteau. Demandez à un amoureux quelle est la plus belle femme de France : avec lui il n'y a pas de concours ! il vous répondra immédiatement : « Celle que j'aime ! »

Celles qui ne sont pas encore aimées n'ont donc qu'à montrer ce qu'elles ont de beau. Les femmes turques qui ont les yeux très beaux, ne montrent que les yeux ; les Espagnoles montrent leurs pieds ; les Italiennes leur chevelure. A la vérité, les Parisiennes sont — ou doivent être — tout à fait belles, car en ce moment, elles montrent beaucoup leurs jambes, leurs bras, leur nuque, leur dos ! Mais j'ai confiance en vous ! vous saurez faire valoir ce que vous avez de joli, point n'est besoin de le vous recommander.

Et puis, ne désespérez jamais : si l'un n'aime pas vos yeux, l'autre les trouvera adorables. Il en faut pour tous les goûts. Celui-ci court après les blondes, celui-là après les brunes. Un homme grand prendra volontiers femme petite, et un homme petit tombera en extase devant une femme grande. Regardez autour de vous : vous voyez bien une personne que vous jugez épouvantablement laide ; or, il se trouve — ou il s'est trouvé, ou il se trouvera — quelqu'un qui l'aime et la juge adorablement belle. Louis XIV, qui se connaissait en femmes, s'amouracha de la Vallière qui boitait fort désagréablement, Louis XV de la grossière du Bary qui savait à peine lire. Et, sans aller si loin, en considérant simplement le présent, il faut reconnaître que parmi nos courtisanes, ce ne sont pas les plus jolies qui réussissent le mieux. Ni les plus intelligentes. Alors ? demanderez-vous. Eh ! je n'en sais rien ! Les hommes sont si bêtes... Je ne vois qu'une explication — toujours la même, — c'est que l'amour est aveugle.

Il y a peut-être aussi certaines affinités, certaines attractions magnétiques qui s'exercent à notre insu et nous mènent comme des pantins, peut-être courons-nous à la recherche de notre complémentaire ; et, quand nous l'aurions trouvé, rien ne pourrait nous en arracher. X... est fait de telle manière qu'il ne peut aimer qu'une femme faite d'une certaine façon, possédant telle qualité ou tel défaut ; la plus belle femme du monde ne lui dit rien, il lui faut une femme laide mais possédant le don qui l'attirera. Chacun de nous a « un type », dont il rêve plus ou moins, qu'il cherche plus ou moins, soit que ce type lui rappelle une femme ou un homme déjà vu, soit qu'il soit un produit de l'imagination, soit qu'il soit une entité répondant réellement à un besoin physique. Nous, nous trouvons les négresses laides, et les blanches jolies ; les nègres trouvent les négresses jolies et les blanches laides. Et, de même que nous trouvons que les négresses ont une odeur plutôt désagréable, les nègres trouvent que les blanches ont une odeur point agréable. Certains aiment les rousses, d'autres les fuient avec horreur.

Il n'y a donc de critérium pour la beauté des femmes que le goût personnel de chacun. C'est assez dire *qu'il n'y a pas de femmes laides.*

III

L'ART DE PLAIRE

Qu'est-ce que la beauté ? Qu'est-ce que la jeunesse ? C'est l'*art de plaire*, l'art de faire naître l'attirance dont nous venons de parler.

L'art de plaire est fait de tout et de rien. Souvent beaucoup plus de rien que de tout. Un sourire, ou le petit doigt retroussé, et ça y est. La moitié du temps une femme plaît sans savoir pourquoi, et cela vient qu'avec un peu trop d'orgueil elle attribue à la seule perfection de son visage ou de sa taille, ou à la seule science de son élégance le pouvoir de fasciner.

En principe, pour plaire, il faut ressembler à la personne qu'on vise, j'entends par là qu'il faut se rapprocher d'elle le plus possible en adoptant ses idées et ses goûts, en se conformant à son idéal, en la flattant. Mais, en la flattant non seulement par la perpétuelle approbation à ses opinions, encore — et cela devient plus difficile à expliquer, car nous entrons dans le domaine de l'occultisme — en moulant la physionomie, les traits du visage, l'allure, l'attitude, le geste sur les siens, à la façon de ces « médiums à incarnations », dont nous avons parlé dans notre brochure sur le *Spiritisme*, et qui savent ou peuvent composer leurs visages à la ressemblance de celles des personnes qu'ils évoquent. Commencez par rire si l'on rit, par pleurer si l'on pleure ; le reste viendra tout seul. Regardez et taisez-vous.

Bien que nous en soyons un peu jaloux, rien ne nous plaît plus que ce qui nous ressemble. Il nous apparaît que l'univers est fait à notre image, qu'il nous a pris pour modèle ; notre orgueil s'en trouve flatté, et — le sentiment n'est pas très beau, mais il est humain, hélas ! — nous allons tout naturellement à ce qui nous flatte.

Pour plaire à une personne il faut s'entendre avec elle. Vous ne plairez jamais à quelqu'un dont vous ne partagerez pas les idées, à qui vous le ferez sentir, avec qui vous vous disputerez d'abord doucement, ensuite plus ou moins poliment. Si vous voulez déplaire à quelqu'un, vous n'avez qu'à le contredire ; il vous dira : « A la bonne heure ! j'aime qu'on me parle ainsi, j'adore que l'on soit franc avec moi. » ; puis il vous tournera le dos en pensant : « Quelle brute ! il n'est pas près de me revoir ! » Si vous voulez plaire, faites donc des concessions, arrondissez les angles, ne « faites pas le malin ». Le meilleur moyen est de n'avoir pas d'opinion trop franchement prononcée, d'être modéré en tout.

J'en dirai autant de la couleur des cheveux : pourquoi les teindre ? vous êtes brune, et vous alliez plaire à un homme qui aime les brunes : pan ! vous vous teignez en blond ; êtes-vous sûre de rencontrer, tout de suite, un homme qui aime les blondes ? Et puis, cela agace : êtes-vous blonde ou brune ? A la fin on ne sait plus ! Arrangez-vous donc pour que vos cheveux soient constamment d'une teinte neutre, c'est-à-dire châtain : ainsi, si vous ne plaisez pas à ceux qui aiment les brunes, au moins ne leur déplairez-vous pas.

Quand vous parlez à la personne à qui vous voulez plaire et dont, pour l'instant, vous épousez les idées, ne manquez pas, de temps en temps, de la contredire très légèrement, afin de lui donner le plaisir et l'orgueil de vous convaincre par un raisonnement qu'elle jugera fort habile et tout à fait supérieur, et qui, par-dessus le marché, lui procurera de vous une haute idée : « Eh ! eh ! pensera-*t*-elle naïvement, voilà une intelligence remarquable : elle se rend tout de suite à mes raisons, elle me comprend tout de suite. »

Ce n'est qu'une affaire de patience, et vous serez largement récompensé de vos peines ; car, quand vous aurez réussi à plaire, il arrivera qu'on voudra vous plaire, et, alors, ce sera celui ou celle dont vous vous serez efforcé d'imiter la personnalité qui s'efforcera, à son tour, d'imiter la vôtre ! Vous n'aurez plus besoin d'affecter des sentiments que vous ne pensez pas, vous pourrez afficher votre véritable caractère, vous n'aurez plus à surveiller vos manies, à composer votre attitude, vous les verrez se refléter dans votre partenaire ! Et cela ne fera qu'augmenter la sympathie, l'amour qu'il ou elle vous porte déjà, car il ou elle voudra vous conquérir, il mettra tout son orgueil dans la réussite de ce désir, il ne vous quittera plus, il vous accordera tout !

Si vous voulez *plaire*, ne vous faites pas craindre,

employez la douceur, la bonté, la persuasion. Les brutaux réussissent peut-être une fois, ils ne réussissent pas deux. Frappez, on vous frappera ; embrassez, on vous embrassera. Vous ne vous intéressez pas à la santé de X... : X... ne s'intéressera pas à la vôtre. Car, remarquez-le bien, si X... s'intéresse à votre santé, c'est, le plus souvent, non pas parce qu'elle le préoccupe, mais parce que ensuite il pourra s'épancher dans votre sein, vous confier ses peines et tourments, vous raconter que, la nuit précédente, il a mal dormi, et que, la veille, sa digestion a été un peu pénible. De même, si Mme X... dit à Mme Z... : « Ma chère, que votre robe est jolie ! », c'est pour que Mme Z... lui réponde : « Pas si jolie que la vôtre ! » Certains qui trouvent absolument naturel de répondre à une injure par une injure, jugent indigne d'un homme fier de répondre à une flatterie par une flatterie. Mais, c'est la vie ! c'est la politesse, c'est une pièce de ce savant édifice de conventions sociales qui distinguent les hommes des animaux, qui fait que ceux-là ne s'entre-tuent pas... trop.

Si vous n'avez pas la voix d'or de Sarah Bernhardt, que vos yeux expriment votre pensée : rendez-les doux, langoureux, languissants, profonds, souriants ; si vous n'avez pas la voix d'or, si vos yeux sont muets, que ce soit le geste qui parle : vos doigts fins se lèveront joyeusement, s'abaisseront tristement. Ne voyez-vous pas les mimes jouer une pièce entière uniquement avec les doigts ? Bref, n'oubliez pas que pour *plaire*, vous devez mettre en vedette votre voix, ou vos yeux, ce que vous vous savez de « charmeur ». C'est votre voix ? cultivez-la, habituez-vous à lui donner les diverses tonalités, qu'elle monte et descende les gammes, que tantôt elle épouse le découragement d'une basse, tantôt l'amour d'un ténor, tantôt la gaîté d'une clarinette. Ce sont les yeux ? devant votre armoire à glace, ouvrez-les, fermez-les, lentement, vite, allumez-les, éteignez-les.

Pour *plaire*, bannissez impitoyablement toute manière commune. Pas d'expressions grossières, pas de gestes équivoques. La distinction est indispensable. Surveillez-vous, répétez-vous les préceptes de savoir-vivre qu'on enseigne aux enfants : ne mettez pas les coudes sur la table, ne croisez pas les jambes l'une sur l'autre, mangez proprement. Vous vous moquez ! dites-vous, vous n'avez pas besoin de nous rappeler tout cela, nous le savons. Vous le savez peut-être, mais pardonnez-moi de vous dire que vous... l'oubliez constamment. Or, que de sympathies, que d'amours, que de mariages sont morts, ainsi, d'un rien, d'un geste « déplaisant », d'un mot regretté aussitôt qu'échappé ! Une jeune fille fort jolie fait, en mangeant, une tache sur sa robe, et cela chasse l'amour, comme le ferait une malédiction de la Kabbale. Un bas troué, un ruban dénoué, une mèche qui s'envole... En vérité, je vous le dis, il faut si peu de chose...

Pour *plaire*, ne suivez pas la mode. Quoi ? vous êtes blonde, le bleu vous va à ravir, et parce que le jaune est à la mode, vous allez vous habiller de jaune ? c'est-à-dire que vous allez éteindre cette charmante auréole d'or qui nimbe votre tête, vous allez écraser sa délicieuse teinte sous le voisinage du jaune criard ? C'est vous rendre indigne des présents de Dieu.

L'illustre savant Chevreul, auquel nous devons la théorie des couleurs, assignait : aux blondes à teint blanc, le bleu clair, qui est la couleur complémentaire du pâle orangé ; aux blondes à teint rose, le vert clair ; aux brunes, le rouge. Mais, est-il besoin d'être un illustre savant pour le savoir, et toute femme ne le sait-elle pas en naissant ?

IV

DU RÉGIME ALIMENTAIRE ET DE L'HYGIÈNE

Nous avons déjà dit quelques mots du régime alimentaire qu'il fallait suivre pour obtenir et conserver le calme de l'esprit. Parlons, maintenant, de celui qu'il faut suivre pour obtenir et conserver le calme du corps, pour *demeurer jeune*, pour ignorer la vieillesse.

La *Beauté* et la *Jeunesse* n'existent pas sans la *Santé ;* l'on peut même dire que c'est la santé qui fait la jeunesse et la beauté : la maladie fane la jeunesse, tandis que la santé fait la vieillesse aimable, indulgente, souriante. L'on voit des vieillards infiniment plus gais, infiniment plus *jeunes* que leurs petits enfants, et l'on dit qu'ils ont une « verte » vieillesse.

Soyez sûrs que ceux-là ne doivent cette éternelle jeunesse qu'à un régime alimentaire et à une hygiène sévères.

La base du régime est : ne pas trop manger, et ne manger que des aliments sains.

L'on recommande de ne faire qu'un repas vraiment substantiel — à midi, — et le soir de se contenter d'un potage. De cette façon, la digestion s'opère aisément grâce aux exercices de l'après-midi, et ne trouble pas le sommeil.

Choisissez vos aliments : la quantité ne remplace pas la qualité.

Consultez ce tableau : il exprime le nombre de calories que produisent 100 grammes d'une substance :

Salade	10	calories.
Légumes frais	40	—
Lait	60	—
Pommes de terre	80	—
Viande	90	—
Poisson	110	—
Œufs	150	—
Pain	250	—
Riz	340	—
Sucre	380	—
Chocolat	410	—
Beurre	750	—

Un homme dans la force de l'âge a besoin d'absorber, chaque jour, 3.000 calories environ, et il importe, bien entendu, de les répartir, et selon les quantités voulues, sur différents aliments de manière à contrarier leurs défauts et exalter leurs vertus. Il ne faudrait pas, par exemple, demander ces 3.000 calories à un seul élément échauffant.

Voici dans quelles proportions nous conseillons de les rechercher pour le déjeuner. Nous répétons qu'à midi l'on doit se lester de 2.500 calories, et, le soir, n'en recevoir que 500.

Pain	1.500	calories.
Hors-d'œuvre	100	—
Viande ou poisson	300	—
Légumes	150	—
Fromage	100	—
Vin	350	—

Ce qui représente environ un poids de 2 à 3 kilogrammes de nourriture et boisson.

Mais, cette ration peut être sensiblement diminuée pour une personne qui n'a pas grand effort — physique ou intellectuel — à fournir.

Les aliments les plus complets, c'est-à-dire ceux qui contiennent, dans les proportions voulues, les diverses substances, et qui, par là, peuvent être considérés comme les plus sains, sont le lait, les œufs et le pain. Celui qui développe le plus de calories, qui est le meilleur fortifiant (mais qui ne pourrait être employé seul) est le sucre. Le poisson (qui ne pourrait être employé seul non plus, car il ne constitue pas un aliment complet) doit à la grande quantité de phosphore qu'il contient, la faculté d'être un excellent reconstituant, surtout pour les enfants.

Dans une autre brochure : *Voulez-vous vous soigner vous-mêmes ?* nous avons indiqué les vertus des « simples », c'est-à-dire des plantes qui poussent naturellement, sans être cultivées, et comment elles permettent de combattre les maladies et indispositions. On peut également les combattre en choisissant les légumes et les fruits :

Raisin : Quand on se porte bien, il faut avaler seulement la pulpe ; quand le ventre est relâché, il faut avaler la pulpe et la peau, et rejeter les pépins ; quand on est constipé, on avale les pépins avec la pulpe, et on rejette la peau.

Figue : Elle combat la phtisie.

Pomme : Elle combat les spasmes.

Pêche : Elle combat le diabète.

Cerise : Elle combat l'hystérie.

Fraise : Elle fortifie le système nerveux.

Laitue : Elle est rafraîchissante, et combat les inflammations d'intestins.

Pomme de terre : Elle combat l'entérite.

Céleri : Il combat la goutte.

Tomate : Elle donne, au contraire, la goutte.

Oseille : Elle facilite la digestion.

Epinard : C'est un excellent laxatif ; on l'appelle le « balai de l'intestin ».

Il y a, on le sait, quatre tempéraments : *bilieux, nerveux, sanguin, lymphatique.*

Aux *bilieux*, il faut des viandes rouges, saignantes, et le régime végétal. Mais, ni matières grasses, ni farineux. Pas de café, pas d'alcool. Beaucoup de laitue et de tomate.

Aux *nerveux*, il faut, également, le régime végétal et du poisson. Bien entendu, pas d'excitants. Beaucoup de tisanes calmantes.

Aux *sanguins*, il faut des viandes blanches, du lait, des fruits à peine mûrs. Peu d'alcool, pas d'épices.

Aux *lymphatiques*, il faut des viandes noires, des légumes amers, des vins capiteux. Pas de crudités.

Il faut, aussi, tenir compte du climat : dans les pays chauds le régime végétal s'impose, tandis que dans les pays froids c'est le régime animal.

Il faut... il faut beaucoup de choses ! mais, ne vous effrayez pas ! vous les accomplissez sans vous en apercevoir ! il faut manger aux mêmes heures, il faut manger doucement, il faut prendre le temps de mastiquer consciencieusement, il faut boire par petites gorgées, il faut... Bah ! si l'estomac est bon, mangez donc à votre convenance, sans vous soucier de rien. C'est encore le meilleur moyen de se bien porter ! Il y a des gens qui se rendent malades à force de ne vouloir pas l'être, qui perdent leur belle humeur à force de surveiller leur santé. Dans les villes, on abuse un peu trop des médecins, on se laisse un peu trop tenter par les spécialités pharmaceutiques, un peu trop fasciner par les nombreux articles intéressés des journaux, on finit par se prendre au piège, et on se détraque l'estomac. Tandis qu'à la campagne, où l'on n'entend pas sans cesse parler de ces belles découvertes médicales, l'on ignore entérite, dysenterie, dyspepsie, gastralgie, etc... Quand, par hasard, ça ne va pas, on avale un bon petit verre de « gnôle », et le tour est joué !

Après l'alimentation il nous faut parler de l'hygiène ; après l'intérieur, l'extérieur.

La principale préoccupation doit être d'assurer la normale transpiration du corps : il ne faut pas laisser les pores s'encrasser, se boucher, il ne faut pas laisser la peau se durcir, il faut la maintenir constamment souple. De l'eau ! de l'eau ! de l'eau ! vous n'en userez jamais trop ! Mais, pas d'eau froide ; beaucoup de personnes assurent qu'elle est excellente, qu'elle raffermit les chairs, mais elle resserre, aussi, les tissus, gênant par là la transpiration ; en outre, son contact est pénible, désagréable, il procure peut-être un coup de fouet qui réveille le paresseux, mais il surprend, il suffoque les nerfs, et peut amener des tremblements qu'on a beaucoup de peine à calmer. Les sensations trop brutales sont aussi mauvaises pour le corps que le sont pour l'esprit les émotions trop violentes. Les unes et les autres impriment des traces plus ou moins durables.

J'en dirai autant de l'eau très chaude, laquelle, sans provoquer une sensation aussi douloureuse, surprend l'économie générale, accélère la transpiration et la circulation, en un mot désorganise la vie normale. L'eau trop chaude présente, encore, l'inconvénient de rougir la peau, et de la rendre plus sensible aux diverses variations de la température.

N'employez donc que de l'eau tiède, de l'eau à la température du corps. Il faut, quand on pénètre dans le bain, n'éprouver ni sensation de froid ni sensation de chaud, et l'on doit avoir soin d'entretenir le bain à cette température.

Pour les mêmes raisons, je ne suis pas partisan des douches fortement projetées : elles amènent une accélération de la circulation qui se traduit, souvent, par des battements de cœur pénibles, sinon dangereux. Il ne faut pas croire que l'excitation — d'ailleurs légère — qu'elles causent ne laisse pas de traces : la somme de force dépensée en quelques instants est naturellement prise sur la provision, c'est-à-dire que l'excitation est infailliblement suivie d'une dépression.

Dussé-je me faire longuement conspuer, je déconseillerai les bains froids, les bains de pleine eau aux femmes. Pour les hommes, passe ; pour elles, non.

Elles sont plus délicates, elles sont — ne l'oubliez jamais — les esclaves de l'appareil compliqué et fragile de la maternité, elles sont sujettes à toutes sortes d'indispositions, de maladies inconnues des heureux hommes. C'est pourquoi je n'admire nullement les exploits des nageuses, des championnes de tennis, courses à pied et autres exercices violents, c'est pourquoi je les considère comme de vulgaires encouragements à la stérilité. Car, ne l'oubliez pas non plus, la maternité rend belle la femme la plus laide, elle la rend sympathique, elle la fait resplendir de fierté, elle l'illumine, elle l'élève au rang des véritables femmes, elle transforme la poupée de luxe en mère adorable et respectable. Napoléon, à qui l'on demandait quelle était la plus belle femme, répondit :

— Celle qui a le plus d'enfants !

Sans doute, la femme ne doit pas dédaigner tous les exercices physiques, mais elle doit se contenter de ceux qui sont faits pour elle et non de ceux qui sont faits pour l'homme. C'est ainsi que je considère comme criminelle, une femme qui ne veut pas être une « véritable » femme, celle qui monte à cheval à califourchon. L'exercice du cheval n'est déjà pas très recommandable à cause des secousses brutales et répétées qu'il imprime au corps, mais à califourchon ! En vérité, c'est un exercice abortif ou préventif.

En revanche, nous ne saurions trop recommander la marche, qui développe les muscles et facilite la digestion, active la circulation, aide la respiration, qui constitue le meilleur des apéritifs et des digestifs ! Elle combat, en outre l'obésité, entretient la souplesse des jointures. Toute personne doit faire au moins deux heures de marche par jour, une heure le matin, une heure l'après-midi.

Depuis quelque temps, il est fort question de marcher sur la pointe des pieds ; pourquoi toujours se révolter contre la nature ? Si Dieu avait voulu que nous marchions sur la pointe des pieds, il nous les aurait faits en conséquence ! Marchons donc naturellement. Au reste, avec leurs hauts talons, les femmes marchent, sans le vouloir, sur la pointe.

La marche fatigue et repose à la fois, elle dépense la somme d'efforts dont il importe de se débarrasser chaque jour, et, en même temps, elle reconstitue une nouvelle provision d'énergie. Elle apaise les nerfs, elle les détend, elle calme les soucis, elle dissipe les inquiétudes. Elle est et tonique et lénitive : n'est-ce pas la panacée universelle ? Elle met de l'ordre dans les idées, et beaucoup de personnes ne peuvent prendre de graves décisions qu'en marchant.

Que votre appartement ne soit pas trop chauffé : il ne faut pas étouffer, il faut respirer à l'aise ; mais qu'on n'y gèle pas non plus ! Ne suivez pas la mode qui consiste à laisser les fenêtres ouvertes pas les plus grands froids : c'est un excellent moyen de contracter des rhumes, des bronchites, des pleurésies, des pneumonies, dont on meurt fort bien. Il ne faut rien exagérer. Quand je vois des mères qui, par snobisme — il n'y a pas d'autre mot, — font marcher leurs enfants pieds nus dans la neige, j'ai toujours envie de les traiter d'assassins. Et j'estime un peu fous ceux qui, le jour de Noël, traversent la Seine à la nage.

Je recommanderai de ne pas coucher dans une alcôve, un cabinet, une pièce trop petite. Il faut qu'autour du dormeur l'air puisse se renouveler aisément, sous peine de ne plus respirer que de l'acide carbonique. Les lits bretons si jolis, si pittoresques à l'œil, sont d'une hygiène déplorable, et les plus riches tentures du monde sont malsaines dès qu'elles contrarient l'aération.

Pour devenir très vieux — encore une vérité de La Palice ! — il faut se ménager. L'homme reçoit à sa naissance une certaine provision de vie : s'il l'use tout de suite tant pis pour lui ! Qui va *piano* va *sano*. Il ne faut pas abuser de la vie, il ne faut pas se livrer étourdiment à toutes les jouissances qu'on rencontre sur son chemin, pas plus à l'alcool qu'aux émotions violentes, pas plus au travail intensif qu'à... la paresse intensive, car la paresse fatigue à sa façon. Mesurons chaque effort, donnons l'effort voulu, ne donnons pas un effort trop grand. A quoi bon gaspiller inutilement les forces ? à quoi bon jeter l'argent par les fenêtres ?

Un écrivain anglais, Mme Nora Vynne, a dit : « L'âge est un *mal volontaire* qui n'est pas du tout inévitable. Ce n'est pas une question de dates et d'anniversaires, c'est une affaire de tendances naturelles et de dispositions. Peu importe l'âge du corps, du moment où l'intelligence, les émotions et les instincts restent jeunes. La jeunesse n'est pas une période de la vie, mais une qualité, un trait de caractère, un état d'âme. La vieillesse n'est pas autre chose qu'une des formes de l'égoïsme ». Cette pensée est aussi jolie que vraie : on peut, si on le veut, ne pas vieillir.

Vous ne voulez pas mourir ? ne craignez pas la mort ! La mort prend ceux qui ont peur d'elle, c'est-à-dire ceux qui ne lui offrent aucune résistance, qui lui présentent un corps affaibli par les excès et un cœur déprimé par la lâcheté. Ce n'est pas parce que l'on a soixante ans qu'on doit mourir : la mort fauche à tous les âges. A soixante ans, il faut se dire : « Je peux vivre encore quarante ans ! Mais oui ! je peux atteindre cent ans ! je vais continuer de faire le bien autour de moi, j'aiderai mes enfants et mes petits-enfants, je sourirai à tout le monde, je garderai et amuserai les petits, grâce à eux, je demeurerai jeune ! » N'ayez pas d'ennemis, ne craignez personne, et vous vivrez vieux.

Les remords tuent aussi vite que la maladie. Au reste, les remords sont la maladie de l'esprit, ils le tourmentent, le tenaillent, le cisaillent, ils le butent, le rendent hargneux, méchant, mécontent de lui-même, mécontent d'autrui, sévère, injuste. « La mort, a écrit Stahl, est un vrai suicide, plutôt un meurtre que l'âme exerce sur son corps par ignorance ou par imprudence. »

Je crois volontiers que l'esprit préside aux opérations du corps : soignez donc l'esprit autant — et même plus — que le corps, pratiquez l'hygiène spirituelle comme l'hygiène physique, éloignez les maladies spirituelles comme les maladies physiques. Et vous deviendrez centenaires !

V

RECETTES DE BEAUTÉ

Il n'y a pas de femmes laides, nous l'avons dit. Il n'y a que des femmes jolies... plus ou moins. Or, il n'est pas défendu d'user des mille petits trucs qui servent la beauté, et conservent la jeunesse, il n'est pas défendu de corriger un peu la nature.

La vieillesse se manifeste, d'abord, par les rides. Faites donc disparaître les *rides*. Voici une vieille et excellente recette : Faire bouillir une poignée d'orge perlé dans une pinte d'eau jusqu'à parfaite cuisson des grains ; passer cette eau à travers un linge fin, ajouter quelques gouttes de baume de la Mecque : agiter la bouteille dans laquelle on aura versé le tout jusqu'à ce que le baume soit bien dissout dans l'eau d'orge. Se laver le front et les yeux avec cette eau, qui, outre la propriété qu'elle possède d'effacer les rides, constitue un très bon cosmétique pour la peau.

Cette recette est réellement efficace, et assurément plus ragoûtante que celle qui consiste à s'appliquer, pendant une nuit, un morceau de viande crue sur la figure !

On parle beaucoup, aujourd'hui, d'appareils vibratoires, électriques, d'auto-masseurs : j'avoue que je n'aime pas beaucoup qu'un cabinet de toilette ressemble à un laboratoire de physique, et s'encombre de piles et de fils conducteurs. D'ailleurs, je n'aime pas non plus qu'il ressemble à une salle d'opérations chirurgicales, résultat que nombre de femmes obtiennent avec leur manie d'employer, contre les rides, des bandes de taffetas anglais ou des masques de caoutchouc !

Il y a encore, contre les *rides*, le massage ; il est assez efficace et présente, en outre, l'avantage d'ouvrir les pores de la peau. Mais, mesdames, massez-vous vous-mêmes : c'est si simple, si facile ; tandis que vous faire tripoter le visage par les doigts goutteux et noirs de tabac d'une vieille femme... Pouah !

Sur la peau, pas trop de fards, pas trop de vaseline : ils la fatiguent. Contentez-vous des recettes suivantes :

Eau de toilette.

Eau de lavande :

Fleurs fraîches de lavande......	120 grammes.
Alcool à 35°.....................	1 litre.

Laissez macérer un mois et filtrez.

Contre les *taches de rousseur :*

Axonge	90 grammes.
Borax en poudre	15 —
Essence de menthe	5 gouttes.

On fait des lotions matin et soir, et on laisse sécher.

Pour adoucir l'épiderme :

Glycérine	60 grammes.
Eau de rose	40 —
Fleur d'oranger	40 —

Il faut passer sur la peau avec une fine éponge, puis essuyer au bout de quelques minutes.

Lait aux concombres :

Eau de rose	1 litre.
Alcool	50 centilitres.
Jus de concombres	50 —
Amandes douces	200 grammes.

Laissez macérer quelques jours, puis filtrez.

Au moment de s'en servir, il faut remuer le mélange.

Voici une excellente crème pour les *soins du visage et de la peau en général :*

Beurre de cacao	125 grammes.
Cire vierge	60 —
Blanc de baleine................	60 —
Huile vierge d'olives............	250 —
Essence de roses	1 gramme.

Faites fondre la cire, le blanc, le beurre et l'huile à feu très doux ; versez dans un mortier de marbre, remuez continuellement avec le pilon jusqu'à ce que la pommade commence à se figer, versez alors, peu à peu, et très lentement, 1 litre d'eau, en agitant toujours, pour bien incorporer le tout. Versez dans les pots de porcelaine que vous fermez hermétiquement.

Il ne faut pas inonder les *cheveux* de lotions, les couvrir constamment de pommades. Pommades, graisses, huiles, lotions, etc., bouchent les pores de la peau, occasionnent des maux de tête, tuent la racine du cheveu et font tomber celui-ci. C'est le résultat le plus clair de la plupart des produits qu'on vend pour faire « repousser » les cheveux. Il faut simplement brosser et peigner les cheveux souvent. Il n'est pas mauvais de tremper le peigne dans de l'eau additionnée de quelques gouttes d'eau de Cologne — dont voici la véritable recette :

Alcool à 35°	1 litre.
Bergamote	4 grammes.
Citron	6 —
Romarin	2 —
Cédrat	2 —
Lavande...........................	1 gramme.
Benjoin	1 —
Cannelle	1 —
Vanille	1 —
Anis	1 —
Néroli	6 gouttes.

On met le tout dans un récipient que l'on bouche. On remue plusieurs fois par jour ; la macération doit durer au moins six jours. Au bout de ce temps, on filtre et l'on met en flacons.

Voici *contre les pellicules* une fort bonne recette :

Quinquina	60 grammes.
Eau bouillante	1 litre.
Alcool	150 grammes.
Essence de giroflée..............	3 —

On fait infuser l'écorce de quinquina dans l'alcool pendant une semaine. On ajoute, au bout de ce temps, 1 litre d'eau bouillante. On filtre après refroidissement, et on ajoute le parfum.

A cette solution, on peut ajouter pour les cheveux secs et cassants :

Huile de ricin	10 grammes.

Le mélange devra, alors, être agité avant de s'en servir :

Voici, pour les curieux une vieille recette *pour faire pousser les cheveux :*

On hache menu 200 grammes de racines d'orties, on les fait bouillir, pendant une demi-heure, dans un litre d'eau et un demi-litre de vinaigre. Quand la décoction est décantée, on s'en frictionne la tête, chaque soir, avant de se coucher.

Je ne conseillerai pas d'employer, pour faire briller les *yeux* les lotions que vendent certains industriels. Elles sont à base d'atropine, et par conséquent, *excessivement dangereuses.*

Voici une recette inoffensive *pour faire briller les yeux :*

Faire macérer, pendant une dizaine d'heures, dans l'eau des fleurs de bluets, et se lotionner les yeux avec cette eau.

Pour faire épaissir les sourcils :

Prendre de l'écorce de liège, la réduire en cendres, la mêler à deux parties égales de glycérine et d'eau de rose. Appliquer sur les sourcils.

Recettes d'*élixirs dentifrices* :

Eau de Botot :

Anis	15 grammes.
Girofle	5 —
Cannelle	3 —
Menthe	1 gramme.
Alcool à 90°	50 centilitres.

Quelques gouttes dans l'eau pour le rinçage de la bouche, après avoir brossé soigneusement les dents.

Elixir antiseptique :

Salol	5 grammes.
Acide phénique	5 gouttes.
Cholearia en teinture	25 grammes.
Alcool de menthe	25 centilitres.
Teinture de cochenille	10 gouttes.

Le citron rend les dents blanches et rougit les lèvres. Mais il ternit l'émail des dents. Il ne faut donc pas l'employer.

Voici une recette contre les *gerçures des lèvres :*

Miel rosat	50 grammes.
Huile d'amandes douces	5 —
Cire vierge	5 —

On fait fondre au bain-marie et on met en pots.

Pour avoir des lèvres rouges :

Faites fondre :

Carmin	4 grammes.
Carthame	4 —
Cire vierge	4 —

Essence parfumée au choix.

Pour blanchir et adoucir les mains.

Lait de pistaches. Prenez :

Pistaches	50 grammes.
Eau de fleurs d'oranger.........	100 —
Eau distillée	400 —
Savon blanc	10 —
Huile d'olives	15 —
Cire	15 —

Faites fondre au bain-marie la cire et le savon, ajoutez l'huile. Pilez les pistaches ; quand elles sont bien écrasées, ajoutez-les au mélange bien fondu de cire, huile et savon. Incorporez bien le tout, délayez avec la moitié de l'eau distillée, et passez le tout dans un linge très serré.

Il reste du marc dans le linge, vous le délayez dans l'autre moitié de l'eau distillée, et mélangez ce lait à celui déjà obtenu. Vous ajoutez l'eau de fleurs d'oranger et agitez le tout, pour obtenir un mélange parfait.

Vous pouvez remplacer les pistaches par des amandes douces, en même quantité.

Pour *nettoyer les ongles :*

On rend le bord d'un beau blanc nacré, on fait disparaître les points et taches qui en altèrent la beauté en les frottant avec :

Acide sulfurique	20 grammes.
Teinture de myrrhe	10 —
Eau distillée	250 —

On les passe, ensuite, au polissoir sur lequel on a mis une pincée de magnésie en poudre.

Pour *rosir les ongles :*

Magnésie en poudre	25 grammes.
Glycérine	5 —
Carmin	2 —

On passe sur les ongles avec un tampon d'ouate, et on frotte au polissoir.

Pour *vernir les ongles :*

Collodion, carmin.

On passe au pinceau et on laisse sécher ; ensuite on passe une pâte à rosir, et on frotte doucement au polissoir.

Contre la transpiration des mains et des pieds :

Les laver, chaque matin et chaque soir, à l'eau froide, et frictionner avec :

Tannin	5 grammes.
Alcool camphré	200 —

ou avec :

Alcoolé de romarin..............	200 grammes.
Baume du Pérou	2 —
Teinture de belladone	50 —
Chloral	10 —

Contre les engelures.

Engelures non ulcérées :

Alun calciné	2 gr. 50
Iodure de potassium..............	1 gr. »
Laudanum de Sydenham	1 gr. »
Pommade Rosat	2 gr. 50
Axonge	15 gr. »

Engelures ulcérées :

Alun calciné	1 gr. »
Camphre	1 gr. »
Onguent populeum	20 gr. »

Poudre pour saupoudrer les engelures ulcérées :

Tannin	0 gr. 40
Amidon	10 gr. »
Lycopode	10 gr. »

Pour éviter les engelures — Commencer vers la fin de l'automne et continuer jusque vers le mois de janvier à prendre avant chaque repas une à deux pilules suivantes :

Ergotine Bonjean	2 gr. »
Bromhydrate de quinine	2 gr. »
Poudre de feuilles de digitale......	0 gr. 20
Extrait de belladone	0 gr. 05

A répartir en quarante pilules.

Contre les cors :

Matin et soir, mettre sur le cor une goutte de teinture d'iode et d'acide acétique. Mais, il n'y a qu'un moyen pour ne pas souffrir des cors : les couper ou les faire couper. Ils repoussent, et on recommence à les faire couper, etc...

VI

IL FAUT SAVOIR VIEILLIR

Mes lectrices entendent bien que, lorsque je dis qu'une femme ne peut vieillir, elle ne conserve pas, à soixante-dix ans, la fraîcheur de la jeune fille ! *L'on n'a jamais que l'âge qu'on paraît ; dura lex, sed lex* (la loi est dure, mais c'est la loi). Et la femme paraîtra d'autant plus vieille qu'elle voudra paraître plus jeune. Rien ne vieillit plus une femme que porter des toilettes qui ne sont plus de son âge : une femme de soixante ans qui porte des toilettes de fillette en paraît soixante-dix. Par-dessus le marché, elle est ridicule, et fait rire la galerie.

Il faut donc *savoir vieillir*, il faut franchir sans hésitation et, surtout sans regret les diverses étapes, jeune fille, jeune femme, mère, grand'mère. Quelquefois, même, en se vieillissant on se rajeunit, une femme de cinquante ans qui a quelques cheveux blancs et qui les blanchit tous en paraît quarante. La jeunesse de la vieillesse, c'est la joie de l'amour maternel qui fait rayonner le visage, c'est la joie du plaisir qu'on fait aux autres, c'est le désintéressement, ce n'est plus la coquetterie de la jeune femme qui cherche à plaire. Une femme de soixante ans n'a plus besoin de le chercher ; si à cet âge elle n'a pas réussi à plaire à son mari, elle doit y renoncer définitivement !

Il faut, progressivement, abandonner les couleurs claires, les jupes courtes, les corsages décolletés, les fards, il faut abandonner le tennis ! D'actrices il faut devenir spectatrices. Je ne comprends pas, d'ailleurs, qu'on regrette la jeunesse : la vieillesse n'a donc pas ses charmes ? n'est-ce donc pas un plaisir — et le plus grand de tous, car seul il est désintéressé — que sentir qu'on vit pour les autres et non plus pour soi ? Le grand plaisir de vieillir c'est de *renoncer à l'égoïsme*. Aussi bien, est-ce le seul moyen de se faire pardonner la vieillesse, c'est-à-dire de *demeurer jeune* ; car, si aux rides peu agréables à voir, on ajoute l'égoïsme et la méchanceté, les enfants s'épouvantent, et les grandes personnes s'en vont.

Sachez donc vous adapter à votre âge. Et pour cela ne consultez pas votre armoire à glace : c'est une flatteuse. Elle ne vous dira pas que vous vieillissez, elle vous affirmera que vous demeurez la même. Il faut changer d'idées — et de conduite — avec la condition : quand la jeune fille se marie, qu'elle renonce aux mille petites niaiseries qui ont fait son charme jusque-là, à ces réponses naïves (pour ne pas dire bébêtes), qu'on admirait chez elle, à ces jeux puérils (qui dénotent, la plupart du temps, un cerveau vide) ; elle est mariée, elle doit s'occuper de son mari et de son intérieur : plus d'aquarelle, plus de piano, plus de romans — c'est l'heure des livres de cuisine et des livres de recettes (pour détacher les étoffes, pour faire reluire les cuivres, etc.) Elle devient mère : nouveau changement ! la voilà responsable de l'avenir de son enfant, elle ne s'appartient plus, elle appartient à son mari, elle appartient à l'enfant ; plus de théâtres, plus de sorties, plus de visites, presque une existence de recluse (à dessein nous exagérons ! c'est le seul moyen de se faire bien comprendre, de bien faire pénétrer l'idée dans l'esprit des lectrices !) ; elle ne doit pas donner à l'enfant l'exemple de la légèreté, de la vanité, elle ne doit pas le laisser seul à la maison, elle doit le suivre, le guider. Quand je pense qu'il y a des mères qui ne veulent pas sortir avec leurs enfants parce que « ça les vieillit » ! Elles les abandonnent, elles en ont honte — sentiment qu'ignorent les animaux. Une mère qui a une fille de dix-sept ans se figure-t-elle, par hasard, qu'elle n'en paraît pas plus que trente ?

Mais, la voici grand'mère : son rôle change encore. Elle n'a plus à s'occuper de sa fille ou de son fils qui est marié, et se dirige lui-même .Elle n'a pas à s'occuper de son petit-enfant qui a mère et père : elle n'a plus qu'à se faire pardonner sa vieillesse, elle doit s'arranger de façon à ce qu'on ne guette pas son héritage, elle ne doit pas laisser apercevoir qu'elle n'a plus que quelques années à vivre, elle doit rajeunir sa vieillesse au contact de l'enfance, elle doit se faire aimer du petit, rire et chanter avec lui. Une vieille recette tirée de l'Ecriture sainte ne dit-elle pas que les vieillards puisent une nouvelle jeunesse au contact des jeunes gens ?

Savoir vieillir, c'est-à-dire demeurer jeune, est un art. Il demande beaucoup de tact, une grande connaissance de la vie. Cela consiste, en somme, à demeurer à sa place, à n'écouter ni la coquetterie, ni l'orgueil, ni les flatteurs, ni les intéressés. Méfiez-vous de ceux qui vous diront : « Toujours jeune, chère madame ! vous ne vieillissez pas ! » et, surtout, de ceux qui affirment : « On vous prendrait pour la sœur de votre fille ! » Ceux-ci n'ont aucun sens moral, ils ne comprennent pas que prononcer un tel propos c'est injurier une femme qui doit, au contraire, se montrer fière, très fière de bien paraître la mère de sa fille.

La vieillesse est la récompense de la vie — ou la punition. Comme on fait son lit on se couche. Ceux qui se sont sacrifiés, qui ont été charitables, trouvent la récompense de leur bonté dans l'amour dont ils sont entourés ; ils ont gâté beaucoup les leurs, les leurs les gâtent beaucoup ; ils ont soigné les leurs, les leurs les soignent ; ils ont comblé de cadeaux et d'attentions les leurs, les leurs les comblent de cadeaux et d'attentions. Or, comment un vieillard entouré de soins, comblé de cadeaux et d'attentions ne sourirait-il pas, ne serait-il pas gai, de bonne humeur, *ne demeurerait-il pas jeune ?* Le repos de la conscience, voilà l'éternelle jeunesse.

Dans ses *Souvenirs de jeunesse*, Renan a dit : « Une bonne humeur, difficilement altérable, résultat d'une bonne santé morale, résultat elle-même d'une âme bien équilibrée, m'a jusqu'ici maintenu dans une philosophie tranquille. »

VII

LA MATERNITÉ

La femme a été créée en vue de la *maternité*, et celles qui s'y dérobent, avons-nous dit, ne sont pas des femmes. La maternité divinise la femme.

Mais, si celle-ci ne doit rien négliger pour satisfaire la nature, si elle doit tout souffrir, il ne lui est pas défendu de préserver sa beauté. Qu'elle n'oublie pas son mari ! Lui, dans son égoïsme d'homme la veut toujours jolie, il ne la veut ni fanée, ni abîmée, il veut bien un enfant, mais il préférerait le trouver dans les choux ou dans les roses ! Il plaindra bien sa femme pendant qu'elle souffrira, mais, après, quand il constatera les traces de souffrance, il froncera les sourcils. Les hommes, avouons-le, sont lâches, et croient, souvent, qu'ils ont été mis ici-bas simplement pour jouer au coq, et voltiger de la brune à la blonde. Certains ne comprennent que les femmes jolies !

Tout en aidant la maternité, la femme doit donc faire ses efforts pour en atténuer les inconvénients, et cela est-il possible sans nuire en quoi que ce soit à la grossesse, aux couches ou à l'allaitement ?

Il s'agit de prendre, dès le début, toutes les précautions voulues. Dès qu'une femme se croit enceinte, qu'elle supprime le corset ; une ceinture suffira, tant pis pour la mode — si le corset est à la mode à ce moment ! — Pas d'exercices, au moins pas d'exercices violents comme la bicyclette et le tennis ; seule la marche tranquille et pas trop prolongée est autorisée. Et — oui, mesdames ! — pas d'automobile ! l'automobile est un genre de locomotion fort dangereux pour les femmes enceintes avec son épouvantable trépidation ; pour rien au monde ne demeurez debout sur la plateforme d'un autobus. Pas trop de changements, pas de voyages.

Pas de bains froids ni de bains trop chauds ; et, même, le moins de bains possible. Qu'on n'oublie pas que cette rage d'hydrothérapie que nous possédons ne date que d'une cinquantaine d'années, que, sous Louis XIV, on ignorait les bains et qu'on... ne s'en portait pas plus mal. L'eau est, évidemment, très tentante pour les personnes en bonne santé, dans leur état normal, mais je juge que les autres agissent sagement en s'en abstenant.

Comme régime alimentaire pendant la *grossesse*, peu de viande, beaucoup de lait. Pas de charcuterie. Ni crustacés, ni coquillages. Peu de thé, peu de café ; pas d'alcool. Ne pas trop manger, et manger doucement : il importe de ne pas fatiguer l'estomac ; la femme doit, alors, le ménager, comme elle doit ménager les autres organes, elle a besoin de toutes ses forces : déjà, elle n'est plus seule ! La femme enceinte a, souvent, la sensation d'avoir faim, de ne pouvoir se rassasier ; qu'elle n'écoute pas ce caprice, ou qu'elle se contente de grignoter des biscuits et autres menues friandises. Mais, — cela arrive dans la grossesse, — si elle a réellement faim, qu'elle n'hésite pas à manger un peu plus que de coutume.

La *grossesse* est presque toujours accompagnée de troubles gastriques qui se traduisent par des écœurements ou des vomissements. Ces troubles pouvant venir d'une légère infection, il sera bon de se purger, de temps en temps, avec de l'huile de ricin, de prendre des eaux gazeuses et un peu de bon champagne. Si les troubles s'accentuent, il faudra user de cette préparation :

Dans un flacon :

Bicarbonate de potasse	2 grammes.
Eau	50 —
Sirop de sucre	15 —

Dans un autre flacon :

Acide citrique	2 grammes.
Eau	50 —
Sirop de limons	15 —

Prendre immédiatement l'une après l'autre, une cuillerée à soupe de chaque mélange.

On peut encore prendre une cuillerée à soupe de cette préparation :

Eau chloroformée saturée	150 c.c.
Teinture de badiane	5 —
Eau distillée	145 —

Il sera bon de prendre, de temps en temps, des lavements calmants :

Bromure de potassium	5 grammes.
Hydrate de chloral	3 —
Infusion de pavot	250 c.c.

La *grossesse* détermine, généralement, des hémorroïdes, des varices et de l'œdème. La malade devra entourer ses jambes d'une bande élastique, en ayant soin de ne pas trop la serrer.

Contre les hémorroïdes, nous recommandons cette pommade :

Alun calciné	1 gramme.
Camphre	1 —
Onguent populeum	20 grammes.

Voici un excellent suppositoire qui donne les meilleurs résultats :

Extrait alcoolique de jusquiame	0 gr. 05
Extrait thébaïque	0 gr. 02
Beurre de cacao	5 gr. »

Nous ne perdons pas de vue que nous n'avons à nous occuper ici que de la beauté de la malade pendant sa grossesse : mais, le meilleur moyen de conserver cette beauté, n'est-ce pas de combattre toutes les indispositions qui lui nuisent et assurer la marche normale de l'opération. C'est ainsi qu'il importe de combattre les démangeaisons de la peau, qui, sans cause ou effet extérieur visible, agacent et, par suite, enlaidissent.

Il faut appliquer, en compresses, sur les endroits douloureux :

Salicylate de soude	8 grammes.
Bicarbonate de soude	8 —
Eau	1 litre.

Mais, ce qu'il faut, surtout, faire disparaître, c'est

le « masque de la grossesse », c'est-à-dire ces grandes plaques jaunâtres, telles de larges taches de rousseur, qui s'étalent sur le visage des femmes enceintes. On y parviendra en appliquant, le soir, cette pommade :

Oxyde de zinc	0 gr. 40
Précipité blanc	0 gr. 20
Beurre de cacao	15 gr. »
Huile de ricin	15 gr. »

En outre, chaque matin, faire des lotions avec du lait d'amandes.

Quelquefois, la grossesse produit la carie des dents. Il faudra la combattre en prenant à chaque repas, un cachet composé ainsi :

Phosphate tricalcique	0 gr. 50
Carbonate de chaux	0 gr. 40
Chlorure de sodium.............	0 gr. 40

... Passons. La patiente a accouché. Tout a marché à souhait, et, selon la formule : la mère et l'enfant se portent bien.

Malheureusement, l'opération a laissé des traces peu jolies, les *vergetures*, entre autres.

Les vergetures sont dues à des éraillures du derme provoquées par une distension de la peau.

Toute tumeur à évolution rapide, tout accroissement précipité des tissus sous-jacents, peuvent donner naissance à ces sortes de déchirures. Le développement trop brusque des seins, la grossesse, sont les principales causes des vergetures ; cependant, elles peuvent apparaître, en dehors de ces deux cas, chez certaines personnes au derme fragile, et un peu grasses, qui maigrissent trop rapidement ; principalement les femmes jeunes, mariées ou non.

Les vergetures sont généralement situées à la périphérie de la glande mammaire, ou au-dessous de la région ombilicale, à la partie antérieure des cuisses, ou à la partie inférieure de l'abdomen. Elles apparaissent à fleur de peau ; mais en passant doucement la pulpe du doigt sur la région où elles se trouvent, on sent une légère dépression.

Parfois cependant, mais très rarement, elles forment saillie, à la suite d'une infiltration séreuse du tissu sous-cutané.

On les rencontre dans une proportion de 95 à 98 % chez les femmes ayant eu des enfants. Elles apparaissent vers le cinquième ou sixième mois. Au début, elles ont une teinte rosée, quelquefois violacée ou rouge bleuâtre ; plus tard, elles pâlissent et diminuent, mais sans disparaître tout à fait.

La plupart des dermatologistes considèrent les vergetures comme indélébiles. Il existe, cependant, des méthodes thérapeutiques qui permettent de les atténuer ; mais, lorsqu'on ne veut pas être stigmatisées par elles, il est préférable de prendre en temps opportun les précautions nécessaires pour les éviter.

La méthode préventive contre les vergetures consiste à placer la peau dans des conditions telles qu'elle puisse être distendue autant que cela sera nécessaire, sans que les fibres élastiques soient dilacérées. Deux choses sont nécessaires pour cela : 1° obtenir une grande souplesse ; 2° conserver l'élasticité ; une autre chose doit être soigneusement évitée, c'est une distension brusque.

Pour obtenir ces conditions, il faut enduire la peau de pâtes onctueuses, faire chaque jour le massage de l'épiderme et du derme, et entretenir la tonicité par des lotions modérément astringentes.

Après l'accouchement, l'attention doit, surtout, être portée sur le sein : il importe d'empêcher les *gerçures*, lesquelles peuvent amener, outre les abcès, plusieurs inconvénients graves. Il faudra les combattre avec ce mélange :

Tanin	3 grammes.
Oxyde de zinc	3 —
Glycérolé d'amidon	30 —
Extrait thébaïque	0 gr. 10

S'il y a ulcération, il faut la badigeonner avec :

Orthoforme	5 grammes.
Huile d'amandes douces	20 —

Ou avec :

Europhène	1 gramme.
Traumaticine	10 grammes.

VIII

CONTRE CERTAINES MALADIES DES FEMMES

L'organisme de la femme est excessivement délicat — beaucoup plus que celui de l'homme, — et on a, souvent, tort d'accuser celle-ci d'être douillette. A la vérité, elle est fort courageuse, et supporte, par coquetterie si vous voulez, des douleurs qui abattraient l'homme. Je dois ajouter que ces douleurs qu'elle supporte par coquetterie, elle les doit à... la coquetterie :

combien de femmes ont été victimes du corset ! Nous examinerons tout à l'heure ces infirmités, et donnerons les moyens de les combattre.

Voyons, d'abord, comment l'on peut combattre certains désagréments communs à la femme et à l'homme. Un des plus ennuyeux, parce qu'il est un des plus disgracieux, c'est l'*acné* qui couvre de petits boutons le visage. Il faut se laver à l'eau très chaude, et appliquer, la nuit, sur le mal, cette pommade :

Camphre	0 gr. 20
Acide salicylique	0 gr. 20
Oxyde de zinc	2 gr. »
Vaseline	8 gr. »
Lanoline	8 gr. »

L'on peut employer, aussi, le soufre en savon :

Acide salicylique	2 gr. »
Soufre précipité	20 gr. »
Savon de potasse	80 gr. »

Contre l'*eczéma* qui suinte ou commence à suinter, nous recommandons vivement cette pommade :

Ichtyol	3 gr. »
Résorcine	0 gr. 60
Oxyde de zinc	20 gr. »
Amidon	20 gr. »
Vaseline	20 gr. »
Lanoline	20 gr. »

Mais, contre l'acné, comme contre l'eczéma et la furonculose, il faut surtout s'astreindre à un régime alimentaire sévère : en cas d'*acné*, peu de viande ; en cas de *furonculose*, prendre des eaux minérales alcalines et de la levure de bière fraîche ; en cas d'*eczéma*, pas de boisson excitante, ni thé, ni café, ni alcool : peu de viande ; prendre du lait, et suivre le régime végétal.

Beaucoup de femmes sont, dès l'enfance, sujettes à l'*anémie*, elles sont pâles, maigres, faibles, le moindre effort les fatigue, elles sont constamment lasses, nerveuses, irritables. L'anémie se combat avec un régime alimentaire abondant et la vie au grand air. Nous recommandons de prendre, avant chaque repas, une cuillerée à soupe de ce sirop :

Pyro-phosphate de fer et de soude	5 gr.
Teinture d'écorces d'oranges amères	30 c.c.
Teinture de Kola	30 c.c.
Vin de Malaga	1 litre.

Ou bien, avant chaque repas, prendre une vingtaine de gouttes de cette composition qui constitue un excellent apéritif :

Teinture de gentiane............ 5 grammes.
Teinture de cannelle............ 5 —
Teinture de colombo .... 5 —
Teinture de rhubarbe............ 5 —

Pour combattre l'*obésité* que redoutent tant de femmes, seul le régime alimentaire présente une certaine efficacité. A la vérité, il y a bien un moyen infaillible, mais je ne le recommanderai pas : c'est... se faire de la bile, avoir des ennuis, souffrir ! Il ne faut manger aucun aliment gras (viande de porc, charcuterie, oie, etc.), ni pâtes, ni farineux, il ne faut pas boire de bière. Beaucoup de personnes croient faire merveille en mangeant et en buvant à peine ; résultat : le rein se charge de sels, l'organisme s'affaiblit et contracte facilement toute maladie. L'*obésité* est, souvent, un de ces maux qu'il faut supporter parce que... on ne peut l'empêcher. Des sommités médicales ont recommandé de combattre l'*obésité* ainsi :

Prendre, à chaque repas, dans de l'eau ou du vin, cinq gouttes de ce mélange :

Iode pur .... 0 gr. 75
Iodure de potassium .... 3 gr. »
Eau distillée .... 30 gr. »

Employer en frictions :

Iodure de potassium .... 5 grammes.
Extrait de fucus vesiculosus...... 3 —
Extrait de violettes.............. 3 —
Savon animal râpé.............. 15 —
Alcool à 90° .... 150 —

Voici une pommade qui, employée en frictions, a donné d'excellents résultats contre l'*obésité* :

Acéto-tartrate d'alumine .... 1 gramme.
Acétate de plomb............... 5 grammes.
Vaseline .... 100 —

Dans leur existence, les femmes traversent plusieurs époques critiques au cours desquelles des *hémorragies* utérines peuvent se déclarer : il faudra les combattre avec ces injections très chaudes :

Chlorure de calcium .... 4 grammes.
Eau bouillie.................. 1 litre.

Ou avec cette potion à prendre en trois fois par jour :

Chlorure de calcium............ 4 grammes.
Sirop de groseilles .... 30 —
Eau .... 60 —

Je ne conseillerai pas l'ergotine, malgré sa réputation. Je juge son emploi toujours dangereux.

Pour combattre les *démangeaisons* localisées dans les parties basses on applique cette compresse :

Hydrate de chloral .... 5 grammes.
Eau de roses.................... 100 —
Eau distillée .... 150 —

On pourra se contenter d'employer cette poudre :

Poudre d'orthoforme............. 50 grammes.
Poudre de talc .... 100 —

... Mais, de toutes les infirmités dont la femme a à souffrir, celles qui proviennent de la *menstruation* sont les plus fréquentes et les plus délicates. Ces troubles sont de trois sortes : *aménorrhée* (absence totale ou diminution de l'écoulement) ; *ménorrhagie* (augmentation de l'écoulement) ; *dysménorrhée* (écoulement avec douleur).

L'*aménorrhée* présente pour les jeunes mariées l'inconvénient de faire croire à une grossesse : il ne faut jamais oublier qu'elle peut être simplement le symptôme de n'importe quelle maladie, et qu'elle finira avec cette maladie ; c'est donc cette maladie qu'il faut enrayer.

La *ménorrhagie* vient, le plus souvent d'un fibrome (tumeur de l'utérus), d'une métrite (inflammation de la muqueuse de l'utérus) ou d'une salpingite (inflammation de l'une des trompes). Il importe de garder le repos le plus complet, et de prendre, chaque jour, pendant une semaine, avant les règles, trois cuillerées à soupe de cette potion :

Salipyrine .... 10 grammes.
Bromure de potassium.......... 10 —
Extrait de viburnum punifolium. 20 —
Sirop de framboises............ 50 —
Eau distillée .... 250 —

Quant à la *dysménorrhée*, qui se traduit le plus souvent par des coliques fort pénibles et des douleurs de reins, elle provient d'une déviation de l'utérus qui, formant alors un coude, empêche le sang de s'écouler. On calmera la douleur en appliquant sur le ventre des compresses chaudes, et en prenant chaque jour, quatre cuillerées à café de cette mixture :

Alcoolature de racines fraîches
d'anémone .... 10 c.c.
Sirop de fleurs d'oranger .... 150 grammes.

Il sera bon, aussi, de prendre ce lavement :

Antipyrine .... 1 gramme.
Décoction de guimauve .... 100 grammes.

Enfin, contre la *leucorrhée* (pertes blanches, écoulement non sanglant,) il faudra employer cette injection :

Tannin	60 grammes.
Créosote	30 —
Alcool pur	30 —
Eau	300 —

Il faudra mettre une cuillerée à soupe de ce mélange par litre d'eau qu'on emploiera. L'on essuiera, et l'on saupoudrera avec :

Poudre de talc	40 grammes.
Oxyde de zinc....................	8 —
Borate de soude	4 —

FIN

TABLE DES MATIÈRES

Sceaux. — Imp. Charaire.

H. BILLY, Éditeur, 8, rue des Carmes, PARIS (V^e^).

Vient de paraître :

RENÉ SCHWAEBLÉ

Voulez-vous vous soigner vous-mêmes ? Franco.................................... 1.50

Voulez-vous connaître l'Avenir, le Caractère et le Tempérament ? Astrologie, Physionomie, Prénoms, Rêves, Cartes, Baguette divinatoire..................... Franco. 1.50

Voulez-vous demeurer belles et jeunes ? L'Art de plaire, Hygiène, Recettes de beauté et de jeunesse, la Grossesse et la Maternité. Fco. 1.50

Voulez-vous connaître la Magie ? Les Êtres de l'Invisible et leur évocation, les Pierres, les Plantes, les Recettes magiques. Fco. 1.50

Voulez-vous entretenir l'amour conjugal? Mariages d'amour, Mariages de raison, la Jalousie, la Fidélité, la Pudeur, premiers froissements..................... Franco. 1.50

Voulez-vous connaître les Oraisons et les Secrets Merveilleux ?............ Franco. 1.50

Voulez-vous connaître les Pierres, les Plantes, les Animaux et les Recettes magiques ?..................... Franco. 1.50

Voulez-vous parler avec les morts ? Spiritisme, Fantômes, Tables tournantes, Transmission de la pensée, Magnétisme......... Franco. 1.50

Voulez-vous forcer l'amour ? Chacun peut se faire aimer........................ Franco. 1.50

Voulez-vous acquérir et fortifier la Volonté, réussir en tout ?.......... Franco. 1.50

*La série de 10 volumes, franco : **10** francs.*

SCEAUX. IMP. CHARAIRE.

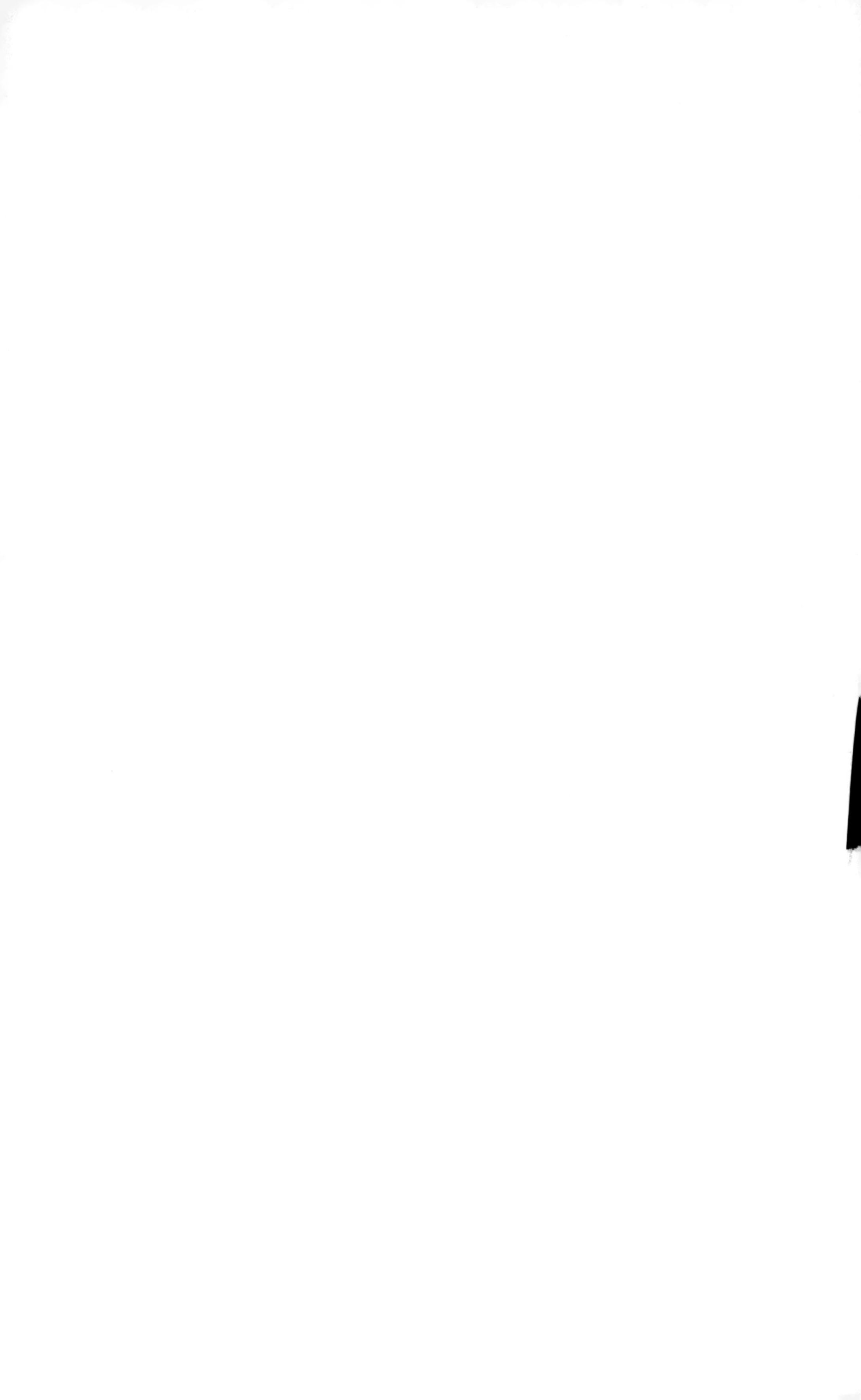

www.ingramcontent.com/pod-product-compliance
Ingram Content Group UK Ltd.
Pitfield, Milton Keynes, MK11 3LW, UK
UKHW022151170726
13837UKWH00004B/1924

9 782329 205199